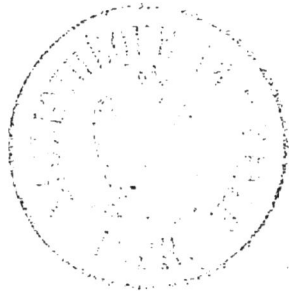

ESSAI CLIMATOLOGIQUE

SUR PAU

PAU

IMPRIMERIE ET LITHOGRAPHIE VERONESE

Rue des Cordeliers, Impasse la Foi

ESSAI
CLIMATOLOGIQUE
SUR PAU

PAR

Le Docteur Fr. SCHAER

Conseiller médical du royaume de Hanovre,
Médecin inspecteur des bains de Rehburg, (Hanovre),
Médecin praticien à Brême, etc., etc.

————✦————

TRADUIT DE L'ALLEMAND
AVEC L'APPROBATION DE L'AUTEUR

————

PAU
LAFON, LIBRAIRE-ÉDITEUR
— Rue Henri IV, 3 —

AVANT-PROPOS

Les pages suivantes formaient, dans le principe, un rapport destiné seulement à la Société médicale de Brême. En les livrant à l'impression, je crois répondre au vœu de quelques médecins de mes amis et d'un certain nombre de malades qui désiraient avoir des renseignements précis sur Pau, considéré comme station hivernale, et dont la valeur n'est pas assez appréciée en Allemagne, si ce n'est par le docteur-professeur Traube et un petit nombre d'autres médecins. Un séjour de plusieurs hivers dans ce pays me permettra d'émettre une opinion rigoureusement scientifique sur l'efficacité de cette cure.

Je me suis borné à rendre dans cet écrit les impressions que la ville natale de Henri IV, si heureusement située, a produites sur moi, pendant une résidence de plusieurs mois d'hiver, ainsi que sur d'autres médecins et quelques malades qui y ont eux-mêmes demeuré un certain temps. Il renferme aussi, au point de vue médical, des remarques qui, bien appréciées, peuvent contribuer au soulagement des malades; si tel devait en être le résultat, sa publication aurait alors trouvé son excuse.

Je dois de justes remerciements aux docteurs Ph. Heineken, H. Holler et à M. Harting pour les observations météorologiques que je donne sur Pau, Hyères et Brême.

Comme toutes les observations de ce genre faites jusqu'ici à Pau sont dues à de simples particuliers, elles n'ont malheureusement qu'une valeur relative; il serait à désirer, dans l'intérêt de la science, que le gouvernement Français qui a déjà beaucoup fait sous ce rapport, consentit à fonder aussi à Pau un observatoire météorologique.

ESSAI CLIMATOLOGIQUE

SUR PAU

Le désir de me rendre compte des bienfaits qu'un changement de climat peut produire sur l'organisme humain et d'utiliser les expériences faites dans le traitement des affections qu'elles avaient pour objet, m'a engagé à rechercher, dans ces dernières années, la série des stations hivernales qui jouissent depuis longtemps d'un renom particulier par les propriétés curatives de leur climat.

Je voulais vérifier, par une expérience personnelle, le degré d'exactitude des faits dont je devais la connaissance à divers écrits, ou savoir jusqu'à quel point les déductions sur lesquelles ils reposaient étaient inexactes.

Mais plus je m'occupais de climatologie, plus je prolongeais mon séjour dans l'une ou l'autre des stations d'hiver que j'ai étudiées, plus j'arrivais à cette conviction, qu'à défaut d'une notion exacte de tous les agents qui constituent un climat, on ne pouvait acquérir un faisceau de connaissances rigoureusement scientifiques, autant que faire se pouvait, que par des études et un séjour prolongé dans une même localité.

Je pris donc le parti de résider plusieurs années dans un lieu fixe, autant pour échapper à l'influence de l'hiver dans le nord, que pour acquérir par moi-même, et au moyen de recherches personnelles, une connaissance exacte de toutes les influences d'un climat méridional.

Si, pour le moment, je me borne à vous (1) communiquer, sur mon séjour à Pau pendant plusieurs mois d'hiver, quelques observations qui, j'aime à le croire, ne seront pas dénuées de tout intérêt pour vous, et si je ne les étends à d'autres stations d'hiver qu'autant qu'elles serviront à compléter une

(1) On ne doit pas perdre de vue que l'auteur s'adresse à la Société médicale de Brême.

description exacte de Pau, c'est pour ne point
vous fatiguer par des développements trop
étendus; car les détails que comporte un
pareil sujet appartiennent plutôt à une étude
sérieuse de cabinet qu'à un rapport public.

Ce qui m'a principalement engagé à donner
la préférence à Pau et à ses environs sur beaucoup d'autres contrées plus spécialement connues en Allemagne, ce sont les recherches
faites par moi, il y a deux ans, (de 1862 à
1864) sur cette ville, ainsi que sur plusieurs
autres; leurs résultats me portaient à admettre que Pau, malgré la moyenne de sa température plus basse de plusieurs degrés que
celle d'autres villes situées sous la même latitude, malgré ses changements de température
fréquents et qu'on ne peut nier, possède cependant, grâce à la nature particulière de son
atmosphère, au calme des vents, qui n'a pas
été assez remarqué, et à l'absence complète de
nuages de poussière, possède, dis-je, des propriétés qui peuvent produire les changements
les plus favorables chez un grand nombre de
malades atteints de catarrhes ou de tubercules, et même chez des personnes souffrant de
maladies du cœur ou des nerfs.

Un médecin est obligé aujourd'hui, plus fréquemment que jamais, d'indiquer à un malade la station d'hiver la mieux appropriée à son état; c'est une tâche des plus délicates, et celui qui, pénétré du sentiment de son devoir, se lancerait dans le labyrinthe de tous les ouvrages publiés sur la climatologie, risquerait fort de ne distinguer que bien difficilement la localité la plus convenable, après une course pénible à travers toutes les recommandations, les exagérations et les contradictions.

La difficulté, à mon sens, réside moins dans le choix à faire instantanément d'un climat convenable pour une affection précisée, que dans les modifications particulières et inattendues que peut subir le climat choisi et dans la certitude, souvent difficile à acquérir, qu'un climat à chaleur humide ou à chaleur sèche conviendra mieux au tempérament du malade; sans la connaissance exacte de ces particularités, un médecin ne doit pas s'étonner le moins du monde, si le malade n'obtient pas le résultat désiré, malgré un commencement d'amélioration.

Il n'est pas rare que le malade se voie forcé, dans le cours de l'hiver, de changer de résidence d'après l'avis d'un médecin ; cela peut résulter soit des changements subits et imprévus qui surviennent dans l'atmosphère, soit surtout de ce que le climat ne convient pas à l'affection du malade.

Ainsi, dans le cours de l'hiver, je vis arriver de Nice et de Palerme quelques malades auxquels le climat de ces villes avait mal réussi, tandis qu'ils se trouvaient passablement bien à Pau. Un anglais, professeur de médecine à Calcutta, qui souffrait fortement d'un asthme catarrheux et qui n'éprouvait aucune amélioration après un assez long séjour à Pau, se rendit à Alger et m'écrivit depuis que ses crises asthmatiques l'avaient quitté peu après son arrivée et qu'il comptait sur un complet rétablissement.

Bien que l'on doive éviter le plus possible de déplacer les malades en hiver, comme on le fait souvent à leur grand détriment, on ne peut nier cependant qu'il ne se produise fréquemment dans l'atmosphère des diverses localités situées au sud de notre continent, des variations successives et de nature telle que l'intérêt des malades exige un changement réitéré de résidence, même dans le cours de l'hiver. Il n'est pas rare, pendant les mois d'avril et de mai, de ressentir dans les villes situées dans la *rivière du Ponent* (1), de même qu'à Alger, une chaleur excessive jointe à une grande sécheresse, qui influent très défavorablement sur l'état de maint malade. Pendant ces mêmes mois, on voit souvent s'élever à Malaga des vents du nord-ouest qui agissent d'une manière non moins préjudiciable sur quelques malades et font naître des dérangements d'entrailles et des diarrhées persistantes.

A Pau, il survient de temps en temps des séries de pluie qui doivent également être prises en considération par le médecin à l'égard de quelques malades.

Le choix d'un climat convenable est rendu souvent difficile, même s'il est bon en lui-même, par ce fait que le malade éprouve des incommodités dues à la nature de son tempérament; à tel point que l'action bienfaisante des agents climatériques est presque complètement neutralisée. Je crois, par conséquent, que l'attention des médecins doit se porter non-seulement sur ce sujet, mais qu'ils doivent

(1) Entre Gênes et Nice.

considérer aussi l'état de santé des parents qui formeront l'entourage momentané du malade, pour savoir s'ils peuvent supporter également la résidence ordonnée à ce même malade.

D'après les connaissances déjà acquises et les expériences faites relativement à l'influence d'un changement de climat sur l'organisme humain, on peut diviser les climats en trois classes principales dans lesquelles il est facile de ranger ceux qui offrent quelques différences particulières ·

1° Climats exerçant sur l'organisme une action excitante : Montpellier, Hyères, Cannes, Nice, Menton, Alger, le Caire, etc ;

2° Climats exerçant sur l'organisme une action sédative : Pau, Venise, Rome ;

3° Climats qui détendent l'organisme : Madère par excellence, Pise.

Les premiers se distinguent par la sécheresse et la tension électrique de leur atmosphère, par une température plus ou moins uniformément élevée et par des vents secs fréquents. Les climats sédatifs offrent, comme caractère particulier, une humidité libre, tantôt plus, tantôt moins assimilable, des oura-

gans violents moins durables, et surtout une
absence habituelle de vents. Dans les climats
de la troisième classe, il existe dans l'air
une humidité proportionnellement plus grande,
portée même à l'excès ; une température élevée y est prédominante.

Il semble donc que, par la connaissance
exacte d'une affection, le médecin puisse, en
général et sans difficulté, se former une opinion tant soit peu exacte ; cependant il fera
toujours bien, dans tous les cas où l'on ne
pourra affirmer avec certitude que le malade
supportera bien un climat sec et excitant, d'en
choisir un neutre, puisque le premier, comme j'ai eu maintes fois l'occasion de le
remarquer, peut produire sur le malade des
effets fâcheux auxquels il échappe par le choix
du second.

Je ne doute pas que ces avis ne soient pris
en grande considération par tous ceux qui ont
eu l'occasion de constater la triste condition
des malades envoyés dans des contrées mal
choisies et surtout sous les climats excitant le
plus l'organisme, et qui ont remarqué sous
quelles mauvaises impressions morales et phy-
siques, ils y prolongeaient leur triste existence.

Pau, par les qualités distinctives de son climat, appartient, comme je l'ai déjà mentionné, à la classe des climats qui calment l'organisme, qui exercent sur lui une action sédative. Mais comme on peut y acquérir un accroissement de forces, je crois aussi qu'en vertu de sa situation particulière et de certains éléments qu'elle communique à son atmosphère, cette ville possède en même temps des qualités propres qui peuvent contribuer à fortifier et à guérir les organes maladifs ; je considérerais donc le climat de Pau comme calmant et fortifiant l'organisme.

Pour se rendre à Pau du Nord de l'Allemagne, on peut suivre deux lignes différentes de chemins de fer, dont l'une, plus courte, passe par Cologne, Paris, Tours et Bordeaux, tandis que la seconde traverse Francfort, Strasbourg, Dijon ou Bâle, Genève, Lyon, Montpellier, Toulouse, et s'arrête pour le moment à Montréjeau, de sorte que le voyageur a encore à supporter 7 ou 8 heures de grande route pour se rendre à Pau. On doit conseiller à un malade un peu souffrant la route par Paris de préférence à l'autre. Le voyageur trouve, selon que son état exige des haltes plus ou moins fréquentes, des hôtels confortables dans toutes les villes que j'ai indiquées.

La plupart des malades qui ont l'intention de passer l'hiver dans les villes situées entre Gênes et Nice sont forcés, à cause de la forte chaleur sèche qui y règne souvent encore pendant les mois de septembre et d'octobre, de chercher un lieu de station intermédiaire parmi les villes peu éloignées et si agréablement situées au bord du lac de Genève, tandis que le malade qui pense à se rendre à Pau, peut s'y diriger directement dès le mois de septembre; car pendant ce mois, on y jouit habituellement d'une température très agréable, et l'atmosphère est rafraîchie de temps en temps par de légères pluies.

La route de Paris à Bordeaux présente de nombreuses beautés naturelles et un grand intérêt par les souvenirs historiques du temps passé et de l'époque actuelle. Après Bordeaux, le chemin de fer traverse les Landes, pays inculte, triste et marécageux, s'étendant au loin, où l'on ne rencontre, en général, que des forêts de pins. A partir de la ville de Dax, au centre de laquelle on trouve des sources chaudes connues depuis l'antiquité, et peu de lieues avant Pau, l'aspect du pays devient plus agréable. Là commence une contrée dont les vallées fertiles, les coteaux et les montagnes couvertes d'une riche végétation s'étendent jusqu'au pied des Pyrénées; leurs cimes blanchies par la neige dès le mois de novembre, annoncent au voyageur le terme désiré de sa route.

Pau, ville natale de Henri IV et de Bernadotte, chef-lieu du département des Basses-Pyrénées, est située sur la pente d'un plateau élevé d'environ 615° au-dessus du niveau de la mer. Une partie du centre de la ville est enfoncée dans un ravin profond s'étendant de l'est à l'ouest et qui, s'inclinant insensiblement vers l'ouest, débouche dans la partie occupant la vallée inférieure nommée Basse-Ville. En traversant des ponts bâtis sur ce ravin et d'où le regard plonge sur les quartiers bas, ainsi que sur une partie de la vallée entourée de montagnes, la ville présente un coup d'œil très-pittoresque.

Lorsqu'on laisse errer son regard du haut de la tour principale du Château, placé à la partie ouest de la colline, et dont les alentours charmants sont reliés, par un pont, à la Basse-

Ville et au Parc qui s'y joint immédiatement, l'œil est attiré tout d'abord vers le sud par la chaîne des Pyrénées éloignées d'environ 10 lieues et nommées Basses-Pyrénées. Elles s'abaissent insensiblement vers le nord, et se terminent en collines formant le premier plan au pied duquel coule le gave dans une gracieuse vallée. Si on tourne alors le regard à gauche vers l'est, on voit quelques montagnes basses qui, se détachant, dans la direction du nord, de la chaîne courbée légèrement vers le sud-est, traversent une vallée un peu plus large et la ferment.

Ces montagnes basses dirigées vers le nord se réunissent en apparence avec la suite de côteaux qui rejoignent peu à peu le plateau élevé garantissant la ville au nord ; s'abaissant en diagonale vers le nord-ouest, il se termine insensiblement en une vallée formant la lande du Pont-Long et livre un accès assez facile aux vents du nord-ouest. L'extrémité plus reculée des Pyrénées au sud-ouest se termine de la même manière en s'inclinant diagonalement vers l'ouest, de sorte que les premiers plans peu élevés de la montagne placée immédiatement en avant de Pau, ainsi que les côteaux visibles dans le lointain du côté de Bayonne, sont à peine abrités contre les vents d'ouest.

Grâce à cette configuration topographique, la ville de Pau est protégée au nord par les hauteurs placées derrière elle, de telle sorte que souvent les couches supérieures des nuages sont poussées rapidement vers les Pyrénées par un vent du nord dont on s'aperçoit peu à Pau même. Du côté opposé, les vents du sud sont détournés par les Pyrénées placées en avant. Aussi le siroco desséchant qui souffle d'une manière si désagréable au bord de la Méditerranée, n'apporte-t-il à Pau, après avoir passé sur des montagnes couvertes de neige, qu'une chaleur agréable et rarement accablante.

Quoique Pau soit moins protégé contre les vents d'est et d'ouest, ils sont moins dangereux, puisque d'après l'expérience, les forts vents d'est soufflent rarement en hiver, ce que je puis affirmer, à en juger par l'hiver dernier (1863), et surtout parce que ces vents durent rarement plus de 24 heures; d'un autre côté, les vents d'ouest et de nord-ouest sont tempérés par des vapeurs provenant de l'Océan et par des pluies qui les accompagnent fréquemment.

La ville qui compte environ 21,000 habitants, a subi une reconstruction complète depuis qu'elle est visitée par une colonie d'étrangers plus nombreux d'année en année : on peut actuellement en porter le chiffre à près de 3,000, dont les Anglais forment les deux tiers.

Elle se compose d'un grand nombre de rues larges, bien pavées, la plus grande partie pourvues de trottoirs et éclairées au gaz. De toutes les villes du midi de la France, Pau se distingue par sa propreté. Ce fut seulement après qu'un cercle nombreux d'Anglais eut appris à connaître l'action bienfaisante de ce beau climat, que l'attention des médecins s'est tournée de ce côté.

Les maisons sont, en général, bien construites et leur intérieur offre à l'étranger tout le comfort possible. Pourtant, on fera bien de choisir une habitation exposée au midi et de faire attention à ce que les portes et les fenêtres ferment bien, ce qui est un cas malheureusement trop rare et dont l'importance sera vivement sentie des malades, car souvent les matinées et les soirées sont assez fraîches et parfois même il survient des jours froids. Comme, en outre, en France, les chambres sont chauffées avec des cheminées, on doit conseiller aux malades de s'assurer d'avance qu'elles ne fument pas, ce qui arrive facilement à cause de la tranquillité habituelle de l'atmosphère. On pourrait recommander aussi aux malades très sensibles au froid de faire placer dès leur arrivée un poêle ou une cheminée à la prussienne dans leur chambre.

On trouve 500 à 600 appartements dans les prix de 400 à 6,000 francs ; il y en a même jusqu'à 10,000 francs pour la saison, qui est de huit mois environ. Dans le nombre, beaucoup sont remarquables par leur belle position et la jouissance de jardins charmants. Dans le prix, on ne comprend généralement pas la fourniture du linge ni de l'argenterie. Les domestiques de tout genre ne manquent pas, cependant le malade difficile fera mieux d'amener les siens.

Il existe un bureau particulier, nommé Syndicat, où l'on fournit aux étrangers d'une manière fort obligeante les renseignements qu'ils désirent.

La vie est assez chère à Pau, et les prix peuvent se comparer aux nôtres dans les grandes villes et peut-être même les surpasser. En compensation, l'étranger qui fait à Pau un séjour prolongé a l'avantage d'éprouver peu de privations en ce qui touche à son bien-être habituel.

Pour quelques malades, il est plus commode de descendre à l'hôtel de la Poste, de France, de l'Europe ou de la Dorade; les deux premiers sont surtout recommandables. L'hôtel de la Poste mérite la préférence en ce qu'on y trouve un salon où les hôtes ont la facilité de se réunir (1). Les étrangers peuvent se procurer une assez bonne chambre et la nourriture pour dix francs par jour en moyenne. Leur intérêt exigerait que l'on établit à Pau des pensions ou *Boarding-houses*, car celles qui existent actuellement sont à l'usage exclusif des dames. Des établissements de ce genre sont d'autant plus désirables que beaucoup de malades, après s'être ennuyés longtemps chez eux, s'exposent à des indispositions dangereuses en se rendant le

(1) Nous devons ajouter que depuis que ces lignes sont écrites, l'hôtel de France offre les mêmes avantages.

soir aux clubs anglais ou français très bien
installés, au café ou au théâtre ; ce dernier a
d'autant plus d'attraits qu'on y rencontre,
outre une troupe d'opéra bien montée, l'élite
des étrangers et des habitants de la ville en
riches toilettes. La vie de société de cette ai-
mable ville offre surtout une grande variété,
et il se passe à peine un jour sans qu'il y
ait des concerts, des soirées, des bals et d'autres plaisirs. Le danger qui en naît pour maint
malade aimant et recherchant ces divertisse-
ments est d'autant plus grand qu'il est très
facile aux étrangers d'y être invités. La différence souvent très grande qui existe entre la
température du jour et celle du soir laisse
facilement comprendre quels inconvénients
peuvent en résulter pour le malade qui s'y
expose.

Si Pau jouit d'un coup d'œil animé en hiver
à cause du nombre de riches étrangers qui y
résident, de la présence de la garnison et de
ses habitants mêmes, on s'en aperçoit encore
plus les jours de marché où l'on a l'occasion
de remarquer la population de la campagne
et des environs. Il est curieux de voir les
hommes et les femmes arriver au marché

2

montés sur de petits chevaux, sur des ânes
ou sur des chars bizarres, attelés de bœufs et
lourdement chargés. Les jeunes filles et les
femmes, portant sur le derrière de la tête des
mouchoirs bariolés ou coiffées de bonnets ornés
de rubans et de fleurs, donnent à tout ce
mouvement un aspect pittoresque. Elles sont
en général bien faites, ainsi que les hommes
et peuvent passer pour belles. La tête plutôt
petite que grande offre des traits le plus souvent réguliers et agréables ; leur teint est généralement brun, et il est très commun de voir
une longue chevelure noire avec des sourcils
et des yeux bruns foncés. Les cheveux blonds
sont rares et très recherchés par cela même
dans un endroit nommé Morlaàs, aux environs
de Pau, ou beaucoup de jeunes filles se rendent le 15 (1) de chaque mois pour vendre et
laisser couper leur longue chevelure.

Les jeunes filles sont gracieuses dans tous
leurs mouvements. Bien faites pour la plupart,
elles ont le talent de montrer leur petit pied
d'une manière charmante.

(1) Le vendredi de chaque quinzaine et surtout les 11 juin
et 7 octobre, jours où il se tient dans cette ville une foire
importante.

Le peuple est plutôt petit de taille, mais fort, musculeux et maigre. On ne doit pas s'étonner que les femmes vieillissent de bonne heure, à cause des travaux pénibles auxquels elles sont soumises, tandis que les hommes sont plus flegmatiques et lents dans leurs mouvements; et de là vient peut-être ce que disait un écrivain (1) des Béarnais: « Lorsque la femme est accouchée, elle va « tirer la charrue et le mari se met au lit « comme la commère. » La modération est leur qualité dominante. Le Béarnais est fier de son pays; il professe une grande vénération pour Henri IV et ses descendants. Il est Béarnais avant d'être Français; cependant il a le plus grand respect pour les lois de son pays et se montre véritablement Français en cela, quoique plus froid que dans les autres provinces. Il est naturellement bon, prévenant et nullement agressif. Véritable enfant de la nature, il l'aime par dessus tout et par cela même est moins porté aux travaux pénibles de l'intelligence. « *Ils effleurent tout et ne suivent rien*, » disait un administrateur

(1) Scaligeriana, art. Béarn; mais il ajoute : « Je crois que cela ne se fait plus. »

qui les connaissait bien. Le docteur Taylor
dit : La circulation du sang est ralentie chez
eux et le cerveau est moins excité par le sang
artériel que dans une atmosphère élastique
plus irritante, où domine un tempérament
plus nerveux et sanguin et où une circulation
rapide du sang produit une plus grande sen-
sibilité.

La ville de Pau est placée dans une des
contrées les plus belles et les plus fertiles de
la France et peut, par l'attrait et le caractère
grandiose de ses environs, lutter avec la plupart des villes. Le spectateur a devant ses yeux
le Gave qui serpente au dessous de la ville;
son regard, dominant la vallée, remplie de
villages à l'aspect gracieux, de vignobles, de
pâturages verdoyants et de villas heureusement
situées, est attiré vers la première chaîne de
côteaux où s'élèvent une foule d'habitations
charmantes, entourées d'une épaisse verdure ;
les cîmes neigeuses des Pyrénées bornent au
loin son horizon. Le Pic du Midi de Bigorre,
à l'est, les Glaciers de Néouvielle et du Vigne-
male, le Pic de Ger et le Pic du Midi d'Ossau,
ainsi que les autres montagnes qui cachent
dans leur sein tant de sources minérales

placées dans des sites délicieux, (telles qu'Eaux-
Bonnes, Eaux-Chaudes, Cauterets, Barèges,
Saint-Sauveur), offrent, par le changement
journalier de leur aspect, de nombreux motifs
de distraction à celui qui les contemple.

La place Royale, plantée d'arbres au milieu
de laquelle s'élève la statue de Henri IV,
offre un point central de réunion à tous les
étrangers qui viennent y admirer un pano-
rama enchanteur. La situation de cette place
et de ses alentours offre une grande ressem-
blance avec la plate-forme de Berne, à cela
près que la chaîne entière des Alpes apparait
à Berne d'une manière plus grandiose aux
yeux des spectateurs. Le jeudi et le dimanche,
une excellente musique militaire se fait en-
tendre sur cette Place et il y règne alors une
vive animation. Le nombre des visages étrangers
de toute nation, les riches et élégantes toilettes
des dames, les groupes joyeux d'enfants,
offrent au promeneur une agréable distraction.

On travaille actuellement à un boulevard,
qui, partant de cette Place et s'étendant le
long de la partie ouest de la ville, la reliera au
Château dont la situation est des plus pittoresque et au Parc qui y touche immédiate-

ment : promenade remarquable par ses sites charmants, le nombre de ses points de vue, et le rendez-vous favori des étrangers dans les beaux jours.

Le voyageur, qui quitte pour Pau le littoral de la Méditerranée, où il est presque enivré par les parfums aromatiques des plantes et de la végétation tropicale de ces contrées, ressent une impression d'étonnement en retrouvant une végétation semblable à celle du nord de l'Allemagne, sous une latitude méridionale, où rien ne lui rappelle un climat du midi, si ce n'est l'air doux qu'il y respire, les lauriers fleuris au milieu de l'hiver et quelques autres plantes; on voit à Pau, en effet, le chêne et le hêtre à la nature vigoureuse, les châtaigniers sauvages et les acacias, le saule même qui nous est familier, sans en excepter le triste peuplier ; le fruit qui y mûrit pourrait à peine se comparer au nôtre en qualité, ce que l'on doit attribuer sans doute, en grande partie, à la négligence des habitants.

Les arbres conservent leurs feuilles jusqu'au milieu ou jusqu'à la fin de novembre, selon que les nuits froides arrivent plus ou moins tôt. Alors le monde végétal subit pour quelques mois le repos d'hiver, plus ou moins long, selon que la saison est plus ou moins rigoureuse. Quoique l'hiver de 1863-1864, passe pour avoir été exceptionnellement rude, j'ai cependant vu, dès le mois de février, des pois et des fèves dépasser la terre de la hauteur de la main. A la fin de ce mois, les buissons commençaient déjà à verdir, les saules pleureurs se couvraient de feuilles, et quelques amandiers fleurissaient. La floraison des cerisiers, des pêchers et des autres arbres fruitiers suivit rapidement ; à la fin de mars, beaucoup d'arbres présentaient déjà une jeune et fraîche verdure ; la végétation est donc remarquablement active aux environs de Pau, à l'exception de quelques terrains exposés au nord.

Tous ceux qui, au début d'un voyage dans le midi, s'y rendent avec l'idée d'y jouir d'un printemps perpétuel et de l'éclat d'un brillant soleil, se trouveront certainement trompés à cet égard à Pau, comme presque partout. En règle générale, on peut seulement admettre que les hivers ne sont presque jamais rudes, ou du moins le sont rarement, dans la partie méridionale de notre continent ; si toutefois un tel cas se présente de temps en temps, il faut penser que l'hiver s'est fait sentir partout également, même dans les contrées situées plus au midi.

L'hiver dernier (1863) peut donc être compté parmi les plus rudes, au dire des habitants et des étrangers qui ont passé à Pau un grand nombre d'années; et cependant nous n'avons eu en tout, pendant les mois de janvier et de février, et à trois reprises différentes, qu'environ dix-huit jours véritablement froids, où le thermomètre est descendu pendant la nuit jusqu'à — 7° R.; tandis que d'ordinaire il atteint rarement en hiver — 4° R. Cela doit d'autant moins surprendre qu'au Caire même, où la température ne descend habituellement pas au dessous de + 4° R., le thermomètre cet hiver a marqué — 3° R.

A Pau, comme dans nos pays du nord, le ciel est souvent couvert de nuages épais et plusieurs jours se passent sans que le soleil se montre avec sa chaleur habituelle. Mais ces jours-là et les jours pluvieux ne sont pas de longue durée; le plus beau temps leur succède rapidement. Au surplus le froid est moins sensible, malgré le peu d'élévation du thermomètre, parce qu'il règne en général une tranquillité remarquable dans l'air, de sorte que le malade habillé chaudement peut promener librement dans la journée comme d'habitude.

Dans un ouvrage écrit au fond avec beaucoup d'expérience, mais empreint d'une trop grande prédilection pour Pau, le Dr Taylor affirme que l'air y est en général sec; cette assertion, quant à l'avantage qu'en peuvent retirer les malades, ne s'accorde nullement avec mes propres observations, et avec celles des autres médecins. Le Dr Taylor dit, par exemple, que cette sécheresse de l'air est due au sol sablonneux et pierreux qui possède un grand pouvoir d'absorption, de sorte qu'il entraîne rapidement l'eau dans ses couches supérieures. Les malades et les médecins qui ont séjourné à Pau un peu de temps ne sont pas de cet avis; car une recherche plus attentive prouve, comme l'a remarqué également le Dr Mess dans sa lettre sur Pau, que dans beaucoup de localités le sol est argileux et que l'argile s'offre précisément à la surface, de sorte qu'en certains endroits, on rencontre l'eau à la profondeur de deux ou trois pieds;

II.

c'est donc là un signe indiquant suffisamment que toute l'eau n'est pas absorbée si rapidement.

Dans quelques parties supérieures de la ville, on voit les rues sécher assez vite, mais par contre dans les quartiers bas, elles restent souvent humides et boueuses des jours entiers. Sans doute il est vrai de dire que les habitations, même celles qui sont inoccupées, sont sèches aux étages supérieurs comme aux inférieurs et qu'en général la moyenne de l'humidité dans l'air n'est pas très élevée, puisque dans les environs immédiats de Pau on ne trouve pas d'eaux stagnantes et que l'humidité est rapidement enlevée dans les beaux jours par le soleil qui échauffe l'air.

Malgré cela on ne peut nier qu'il n'y ait dans l'air une certaine humidité habituelle, au moins pendant l'hiver. Elle s'explique parfaitement, puisque, dans les mois d'automne et de printemps, il pleut fréquemment ; il faut considérer en outre que dans les jours où le soleil brille, les montagnes couvertes de neige ainsi que les torrents qui en descendent dans la vallée donnent lieu à une évaporation constante qui retombe plus ou moins épaisse après le coucher du soleil, surtout dans les journées claires.

Taylor évalue la quantité d'eau qui tombe à Londres à 27 pouces, tandis qu'à Pau elle s'élève jusqu'à 40 ou 50. En échange, le nombre des jours de pluie à Pau, d'après Clark, n'est que de 109 et à Londres il se monte à 178. On ne doit pas oublier à ce sujet qu'à Londres la pluie tombe pendant un grand nombre de jours consécutifs, tandis qu'à Pau, au contraire, elle se répand de temps en temps en fortes tempêtes, surtout vers le coucher du soleil; de sorte qu'on peut se promener librement dans le milieu du jour. On doit particulièrement remarquer qu'à Pau il tombe souvent pendant la nuit des averses violentes, après lesquelles le soleil brille de nouveau le matin d'une manière tout à fait inattendue. Il n'y a rien de surprenant par conséquent si on remarque de temps en temps des brouillards, quoique quelques auteurs veuillent soutenir le contraire. Dans le cours de l'hiver, j'ai observé du brouillard pendant des semaines entières dans la vallée; on le voyait même quel-

quefois et à différentes époques s'étendre
aussi sur Pau et ses environs, et il ne se
dissipait qu'au milieu du jour. Mon hygro-
mètre de Saussure marquait matin et soir,
presque constamment, de 70 à 85.

On pourrait aussi considérer comme une
preuve de la présence d'humidité à Pau pendant la saison d'hiver, ce que dit Taylor lui-
même, malgré ses dénégations à ce sujet,
que parfois des pluies fréquentes et violentes,
rendent le séjour de cette ville désagréable
pour les étrangers. A dire vrai, il remarque que la pluie survient ordinairement pendant la nuit, et que, par suite de l'absence
de vent, les averses violentes qui ont lieu
pendant le jour, tombent si perpendiculai-
rement que les malades peuvent se promener
avec leur parapluie sans être exposés à se voir
transpercés. Il ajoute pourtant que dans quelques cas, et après une longue durée de temps
pluvieux, l'humidité peut devenir non seulement désagréable mais encore préjudiciable aux
malades, et qu'il convient alors de conseiller
un changement de résidence.

L'air de Pau est en général pur, doux et
mou. Subissant l'influence des Pyrénées si

proches et couvertes de forêts épaisses, de l'air de la mer chargé de vapeurs salines apportées par les vents d'ouest, il s'imprègne en même temps, grâce aux vents du nord et du nord-ouest, des vapeurs balsamiques émanant des vastes forêts de pins des Landes, et acquiert par là maintes propriétés curatives qui exercent certainement une influence favorable sur la vie animale et végétale aux environs de Pau.

Cet air, ainsi constitué, doit à la latitude méridionale une chaleur tempérée, et il acquiert un caractère particulièrement bienfaisant pour la vie, dû surtout à ce qu'il y règne habituellement une tranquillité que l'on rencontrerait rarement ailleurs. Cette particularité doit frapper tous ceux qui résident à Pau un peu de temps ; l'atmosphère demeure fréquemment si tranquille pendant quatre à six semaines qu'à peine voit-on les feuilles remuer aux arbres. Il est souvent difficile de signaler la direction du vent, et on voit les nuages courir rapidement au-dessus des montagnes, tandis que plus bas règne une tranquillité complète. Il résulte de là que, quoique la température à Pau soit plus basse en moyenne de quelques degrés que dans certaines autres localités situées sous

la même latitude, la fraîcheur, le froid même
se font moins sentir, et qu'en hiver on jouit,
au milieu du jour, d'une chaleur agréable,
aussitôt que le soleil se montre, même par une
température modérée. Il faut reconnaître que
si, pendant les moments les plus froids, la
différence de température se fait sentir en
passant des endroits exposés au soleil à ceux
situés à l'ombre, la tranquillité habituelle du
vent rend à Pau cet inconvénient moins sensible pour le malade que dans d'autres villes
du midi où on ne peut l'éviter, dans les
villes situées dans la *Rivière du Ponent*, par
exemple, et d'autres plus méridionales.

La température moyenne des mois d'hiver
s'est élevée :

Pour le mois d'octobre,   à 11°, 33 R.
   —   novembre, à   6°, 27 »
   —   décembre, à   4°, 71 »
   —   janvier, à   2°, 78 »
   —   février, à   6°, 15 »
   —   mars,   à   8°, 90 »
   —   avril,   à   9°, 10 »
   —   mai,   à 13°, 29 »

La température annuelle ordinaire est de

quelques degrés plus basse à Pau qu'à Mar-
seille, à Nice et à Rome. Au printemps la
différence est de 1,87 seulement. La température moyenne de l'hiver atteint à Pau 6,
à Nice 6,40 et à Rome, 8,80.

On prétend que souvent on ne compte que
quatre à six tempêtes dans une année. L'hiver
dernier, nous en eûmes peu jusqu'à la fin
de mars, elles se déchaînèrent alors pendant
plusieurs jours, accompagnées de pluies
violentes et le temps devint désagréable
comme chez nous au mois d'avril.

Il n'est pas rare de voir le vent souffler
de l'est le matin, passer au sud-est ou au sud
dans la journée et tourner à l'ouest dans la
soirée. Les vents d'ouest et de nord-ouest
sont ceux qui soufflent le plus fréquemment. Le
vent de sud-ouest est accompagné d'ordinaire
d'une chaleur humide, modérée, sans pluie ;
le vent d'ouest, au contraire, amène souvent
la pluie. Le vent de nord-est en apporte quelquefois ; cependant il est plus souvent froid,
sec et accompagné de tempêtes violentes.

On n'a approfondi jusqu'ici ni la cause de
cette tranquillité si constante du vent, ni
l'origine de ces tempêtes violentes survenant

parfois d'une manière soudaine, et poussées ordinairement par le vent du nord-ouest. Quant aux tempêtes, je m'arrêterais aux observations du Dr Cazenave, et aux miennes propres autorisées par l'explication suivante.

Lorsque le vent naturellement froid du nord-ouest est poussé dans la vallée du Cave, ouverte par un de ses côtés, il trouve un accès facile dans cette vallée tranquille jusqu'alors et remplie de couches d'air moyennement échauffées ; cette cause accroît sa puissance pendant sa course. Il se brise alors, dans la direction du sud-est, contre la chaîne élevée des Pyrénées où il se heurte à des angles nombreux et se trouve rejeté en partie dans la vallée. Il s'ensuit que les masses d'air s'y amoncellent en un clin d'œil et ne trouvent pas d'issue, pendant que de nouvelles colonnes d'air arrivent constamment du nord-ouest. Ces masses ainsi accumulées sont obligées d'exercer leur force d'inpulsion dans les régions plus élevées, et lorsqu'elles se sont enfin ouvert une issue, les couches inférieures reprennent rapidement leur tranquillité habituelle.

Les vents du nord sont moins sensibles en

général, parce qu'ils soufflent d'une manière modérée ; les vents du nord et de l'est sont ordinairement accompagnés d'un temps clair et sec, tandis que les vents du sud et du sud-ouest amènent une chaleur tempérée, parfois même accablante.

Voici les observations de Clark sur les mois d'hiver à Pau :

« En octobre, il tombe habituellement un peu de neige, au centre d'abord de la chaîne des Pyrénées. Un changement dans la température rend cette apparition plus sensible ; le temps commence à devenir pluvieux et frais.

» En novembre, le temps s'éclaircit de nouveau et redevient plus doux ; décembre et janvier sont froids et plus secs ; c'est le moment des gelées et il tombe un peu de neige qui fond rapidement sans couvrir la terre. Le soleil est brillant et chaud ; le malade peut se promener depuis midi jusqu'à 3 heures.

« Février est doux, mais vers la fin du mois surviennent des pluies qui rendent la température froide et désagréable.

« Mars est doux, mais changeant, les vents se font moins sentir.

« Au printemps, les vents tournent de l'est

à l'ouest, ils sont doux et ordinairement chauds. »

En comparant à ces observations celles que je fis l'hiver dernier, je les trouve généralement d'accord.

Du 1ᵉʳ au 13 novembre régna une température âpre, à l'exception de quelques jours. Nous jouîmes ensuite jusqu'au 29 novembre d'une série de journées chaudes et agréables; seulement la température du matin et celle du soir étaient changeantes, tantôt froide, tantôt chaude, étouffante même. Les vents du nord et du sud-ouest régnèrent pendant les beaux jours, le vent d'ouest pendant les jours sombres. Novembre eut 13 jours beaux, 2 variables, 15 sombres, 8 pluvieux. Le vent fut très calme pendant 18 jours. La température moyenne du mois, d'après les observations faites trois fois par jour, le matin à 9 heures, l'après-midi entre 1 et 2 heures, et le soir à 7 heures, fut de 7,55; la température moyenne à midi fut 9,55.

Le baromètre se tint généralement un peu haut; il variait dans la journée d'une manière insignifiante.

En décembre, la température fut très agréable jusque vers le milieu du mois et beaucoup de soirées furent même douces. Alors survinrent quelques jours froids qui alternèrent vers la fin du mois avec des jours chauds, ces derniers dominèrent pourtant. Les vents d'est et de sud-est soufflèrent le plus souvent et diminuèrent l'humidité de l'air. Le mois eut 9 jours beaux, 9 variables, 13 sombres dont 6 pluvieux ; une fois il tomba de la grêle ; tranquillité de vents constante, sauf pendant 7 jours.

La température moyenne du mois fut .6,27, à midi 7,65.

Le baromètre fut généralement haut.

A l'exception des 9 premiers jours de janvier, dont 4 furent sensiblement froids, car le thermomètre descendit la nuit au moins à — 7° R., et ne monta même pas à midi pendant deux jours au dessus de — 2° R., le temps fut presque constamment très beau jusqu'aux 3 derniers jours, et les soirées étaient même chaudes. Vents calmes, sauf pendant 4 jours.

Janvier eut 19 jours beaux, 4 variables, 8 sombres, dont 5 pluvieux et 4 où il y eut de la gelée ; il faut pourtant remarquer que, pendant ces derniers, le thermomètre resta souvent pendant la nuit au-dessous de 0.

Les vents d'est et de sud-est régnèrent également pendant ce mois ; la température moyenne fut 4,65, à midi 6,90.

La température de février fut très variable. Des journées chaudes et agréables, quoique le soleil fut couvert, alternèrent avec des journées très sensiblement fraîches et même froides, surtout le matin et le soir. Vent, tempête, pluie, grêle et neige ; ces dernières sans grande importance.

Jusqu'au 10, les jours furent froids à l'exception des heures de l'après-midi les premiers jours. Il gela la nuit et le thermomètre marqua quelquefois le matin et le soir — 2°. Du 11 au 19, la température fut chaude ; alors reparurent jusqu'au 24 des jours froids, suivis de gelées pendant la nuit ; le temps devint ensuite modérément chaud jusqu'à la fin du mois.

Le mois compta 13 jours beaux, 10 variables et 6 sombres : la température moyenne du mois fut 5,21 ; à midi 7,69.

Les vents d'ouest régnèrent et les jours froids furent accompagnés tantôt par des vents d'ouest, tantôt par des vents de nord-est. Nous eûmes

15 jours avec peu de vent et il dégénéra deux fois en tempête. Il tomba de la neige 5 jours en quantité insignifiante , de la pluie 6 jours et vers la fin du mois une fois de la pluie avec orage.

Le baromètre fut, en général, un peu plus bas que les mois précédents et varia fréquemment.

Mars nous donna, jusqu'au 25, maintes journées belles, agréables et chaudes, malgré un vent un peu plus fort. Survinrent ensuite des changements fréquents et nous eûmes quelques journées désagréables comme chez nous au mois d'avril.

On compta, en mars, 13 jours beaux, 10 variables, 8 sombres et 9 pluvieux. Le vent dégénéra 4 fois en tempête. Les vents d'ouest et de sud-ouest dominèrent ; il y eut beaucoup d'humidité dans l'air et plusieurs orages.

La température moyenne du mois fut 9,76 ; à midi 11,82.

Le baromètre varia beaucoup.

La première moitié d'avril ne laissa rien à désirer : les journées étaient chaudes, le ciel d'une pureté parfaite. La nature déployait à nos yeux tout son éclat et nous nous trouvions en plein printemps.

Je remarquai plusieurs fois, dans le cours de l'hiver, qu'une baisse rapide et notable du baromètre correspondait à des tempêtes à Pau, ou dans les environs ; tandis qu'une hausse également rapide et suivie correspondait à des tempêtes violentes portant habituellement leurs ravages loin de Pau, surtout au nord ou sur la Méditerranée, comme je l'apprenais par les journaux.

J'abandonnai mes recherches sur la quantité d'ozone répandue dans l'air, recherches entreprises dès le commencement de mon séjour, parce que je ne remarquai aucune différence entre Pau et nos contrées.

Les observations météorologiques que je viens de vous présenter dans cette courte ébauche, ont pu vous faire reconnaître qu'il s'est produit, à l'époque dont je parle, un changement sensible dans la température et surtout dans le temps, et que nous eûmes un grand nombre de jours frais et même froids. On ne doit pas oublier pourtant, en jugeant cet hiver, qu'il est loin de compter parmi les plus favorables et que des plaintes nombreuses sur sa rigueur nous sont parvenues de presque toutes les stations d'hiver du Midi. Il faut considérer

en outre que, pour les malades qui séjournent
dans les régions méridionales, ce sont principalement les heures de l'après-midi qui doivent fixer l'attention, et si on jette un regard
sur les tables météorologiques exposées plus
loin, on verra que la température du milieu
du jour ne doit pas être jugée d'une manière
défavorable à Pau.

Il résulte des observations faites, que pendant
tout l'hiver, le thermomètre n'est descendu que
4 fois au-dessous de 0, et qu'il n'a atteint — 2°
que deux jours seulement.

A dire vrai, on doit avouer qu'on a remarqué parfois pendant quelques jours une différence sensible entre la température et le temps.
Toutefois les inconvénients qui pouvaient en
provenir pour les malades étaient atténués par
la remarquable tranquillité du vent et l'humidité modérée de l'air.

Le malade oublie malheureusement trop
souvent pendant son séjour dans le Midi qu'il
existe là comme partout des jours mauvais ;
l'habitude où il est d'y respirer le grand air
presque chaque jour lui rend plus difficile à
supporter les quelques journées où il est
enchaîné chez lui. S'il arrive, en outre, que

ses souffrances, graves en elles-mêmes, ne diminuent pas ou viennent à s'aggraver, il ne faut pas s'étonner alors qu'il se plaigne et déclame contre le climat et tout ce qui lui rappelle le Midi. Pendant mon voyage dans les contrées méridionales, j'ai entendu presque partout des manifestations de ce genre de la part de quelques malades mécontents; et j'ai souvent pensé à part moi, combien il doit être difficile pour des médecins qui n'envoient pas tous les ans un grand nombre de malades dans le Midi, de se former une opinion tant soit peu sûre d'après les descriptions tracées par leurs clients. Presque tous les endroits où j'ai séjourné un peu de temps, m'ont présenté de mauvais côtés; et il est certain qu'un malade fera aussi bien de rester dans son pays, s'il ne veut pas se contenter de jouir des belles journées qu'un séjour dans le Midi lui offre en plus grand nombre que dans le Nord, et passer, avec une patiente résignation, les soirées froides dans son intérieur.

Il est évident que le changement de climat peut être extrêmement utile, mais c'est seulement lorsque le malade sait jouir d'une manière raisonnable des avantages qui naissent pour lui de ce déplacement. Il est facile de se convaincre, sur les lieux mêmes, que beaucoup de personnes ne pensent pas ainsi; cela peut provenir, dans certain cas, de ce qu'un certain nombre d'entre elles regagnent leur pays sans amélioration visible, et aussi de ce que l'opinion des médecins sur l'utilité d'un changement de climat n'est pas encore bien arrêtée.

En recherchant plus exactement l'influence du climat de Pau sur ses habitants, en bonne comme en mauvaise santé, nous lui trouvons maintes qualités particulières, instructives sous beaucoup de rapports, et qui engagent à faire des recherches plus approfondies.

J'ai déjà fait remarquer plus haut l'apparence de santé florissante des habitants des environs de Pau, la force dont sont doués les hommes et les femmes. Il en est de même chez les enfants; ils paraissent frais et florissants, leurs yeux brillent d'un vif éclat. On remarque rarement des figures indiquant une constitution lymphatique; si l'on rencontre çà et là quelques visages maladifs, ils sont presque toujours dûs à une habitation malsaine ou à une mauvaise nourritufe. A dire vrai la jeunesse se perd rapidement chez les femmes, parce qu'elles subissent toutes les influences de la température et se livrent à bien des travaux réservés ailleurs aux hommes, ce qui leur donne même fréquemment un extérieur un peu masculin.

Le caractère paisible des Béarnais rend les disputes peu fréquentes et les crimes sont également rares. Pour une population de 438,000 âmes, le département des Basses-Pyrénées ne compte que 69 crimes commis dans une période de huit ans et le plus petit nombre appartient à l'arrondissement de Pau. Ce résultat favorable doit être évidemment attribué en partie aux qualités calmantes d'un air doux et moyennement humide et à sa faible tension électrique.

L'état de santé de la population Béarnaise s'accorde avec sa puissante constitution physique, et présente un aspect très-favorable, comme le prouvent les tables de mortalité qui suivent.

Il meurt annuellement :

En France, 1 individu sur 39

A Paris, 1 — — 32

À Londres,   1 individu sur 43
À Berlin,   1   —   —   34
À Vienne,   1   —   —   22 1[2
À Nice,   1   —   —   31
À Rome,   1   —   —   25
À Naples,   1   —   —   28
À Pau.   1   —   —   45

La durée moyenne de la vie est de 40 ans.

Les individus malades ou bien portants qui ont résidé quelque temps à Pau reconnaissent d'une manière plus ou moins sensible l'influence curative de son climat. Elle se manifeste pourtant chez eux par des symptômes souvent opposés en apparence ; aussi est-il nécessaire que le médecin donne une égale attention à l'état de santé de ceux qui doivent accompagner le malade.

Au début, les étrangers en bonne santé se trouvent ordinairement bien ; ils sont dispos et alertes ; l'appétit et la digestion ne laissent rien à désirer. Mais ensuite ils ressentent un peu de fatigue et de mollesse, une sorte de relâchement du corps et de l'esprit, à tel point que la plus petite promenade les fatigue. On éprouve à l'estomac une sensation de plénitude qui persiste souvent plusieurs

heures après un repas modéré. La digestion
se fait lentement et souvent survient un peu
de constipation. Il semble qu'un poids pèse
sur la poitrine et gêne la respiration. On a,
de temps en temps, des bourdonnements
d'oreilles; on voit devant les yeux des figures
lumineuses, et tandis que quelques personnes
se plaignent du défaut de sommeil, d'autres
ressentent une lassitude continuelle et un
besoin de dormir. On remarque en même
temps moins de fréquence dans le pouls,
il se ralentit et diminue même de huit à dix
pulsations, phénomène qui s'observe surtout
chez les personnes nerveuses ou atteintes
d'une maladie du cœur.

Evidemment la circulation artérielle est
ralentie à Pau par une diminution d'irritabilité
du système nerveux, et c'est là ce qui peut
expliquer tous ces phénomènes.

En fait, il y a déjà là un indice précieux
indiquant au médecin quelles sont les affections pour lesquelles Pau est salutaire et
quelles sont celles auxquelles convient
mieux un climat sec et excitant; cela explique
aussi pourquoi beaucoup de personnes malades de la poitrine n'éprouvent pas à Pau

l'amélioration espérée qu'une autre localité leur procurerait peut-être.

On doit admettre, en général, que le climat de Pau agit d'une manière bienfaisante sur toutes les maladies qui ont pour cause une trop grande irritabilité du système nerveux et sanguin, et dans lesquelles il s'agit d'en diminuer la surexcitation en rendant la circulation du sang plus modérée et plus tranquille.

De là vient aussi que les malades dont le système nerveux est irrité, surexcité, chez lesquels la circulation du sang est troublée, (que ce dernier effet soit uniquement la conséquence du premier ou qu'il soit produit par une altération matérielle des poumons et surtout du cœur), se sentent mieux à Pau après quelque temps de séjour et sont moins incommodés des symptômes douloureux qui accompagnent particulièrement les maladies du cœur.

Il en résulte aussi que ceux dont les organes respiratoires sont facilement irritables, disposition à la suite de laquelle, dans les climats du nord, les températures froides causent facilement des catarrhes et des inflammations,

que ceux dont les poumons ont en même temps
une prédisposition à une dégénérescence tuber-
culeuse et à des hémorrhagies, ceux aussi dont
le larynx est attaqué et qui, en outre, souffrent
surtout d'une sécrétion abondante de la muqueuse accompagnée d'une circulation plus su-
perficielle et plus accélérée, que ceux-là se trouvent mieux à Pau, où l'air si doux et si chaud
influe d'une manière sédative sur les organes
de la respiration, régularise la circulation et la
sécrétion et donne par là une activité nouvelle
aux forces curatives de la nature.

Ceux qui sont atteint de tubercules infiltrés
subissant en même temps un ramollissement
rapide, et chez lesquels se montre une grande
prédisposition aux mouvements fébriles, se
trouvent aussi mal à Pau que dans toute autre
station d'hiver ; il est pénible de voir de mal-
heureux malades de ce genre se traîner à peu
près partout. Les médecins feraient mieux de
les laisser tranquilles dans leur patrie.

Mais si, au contraire, et selon toute vraisem-
blance, des parties isolées des poumons et
surtout les parties supérieures, sont seules
attaquées de tubercules disséminés çà et là ; si
les symptômes généraux et les bruits respira-

toires se produisant d'une manière irrégulière
et seulement par place, au moment de cra-
chements de sang légers et passagers, laissent
supposer le développement de tubercules, et si
les malades souffrent surtout d'une circulation
irrégulière du sang, produite par une légère
excitation du système nerveux, alors on peut
espérer un effet réellement favorable d'un séjour à Pau.

Ce climat est très favorable non seulement
aux malades qui souffrent depuis longues années de tubercules chroniques par suite de
leur âge avancé et dont les forces sont réduites,
mais aussi à ceux chez lesquels la tuberculisa-
tion s'est produite à la suite d'excès de jeunesse, de syphilis préexistante, etc.

Il faut bien reconnaître, en effet, qu'il se
manifeste au bout de peu de temps un mieux
sensible chez beaucoup de malades; la respiration devient plus tranquille et plus profonde,
le pouls diminue de quelques pulsations, les
douleurs de poitrine sont moins fortes et par
suite la toux et l'expectoration perdent de leur
intensité, de sorte que les malades voient leurs
forces s'accroître, grâce au surcroît de nourriture qu'ils prennent. Il en résulte un affai-

blissement de tous les symptômes maladifs, un état plus calme et même l'acheminement à la santé.

L'influence du climat de Pau sur les organes de la respiration, s'étend aussi, en les stimulant, aux fonctions de l'estomac et des intestins. Ce second effet mérite une surveillance attentive de la part des médecins, car il arrive fréquemment que, par suite de la connexité qui existe entre la muqueuse des poumons et celle de l'estomac, cette dernière éprouve des désordres et qu'on souffre d'un manque d'appétit ainsi que d'obstruction du ventre. Néanmoins ces maladies disparaissent facilement, et il se produit souvent une diminution des symptômes morbides antérieurs, grâce à l'augmentation de l'appétit, de sorte que les malades prennent une meilleure physionomie, acquièrent des forces et de l'embonpoint et quittent Pau fortifiés, remplis d'espoir, pour s'y diriger de nouveau aussitôt que l'hiver se fera sentir.

Comme on n'a pas tenu jusqu'à présent de tableau statistique des diverses maladies qui règnent à Pau, les indications suivantes reposent sur l'autorité du docteur Cazenave, que le docteur Mess cite dans sa lettre sur Pau ; elles méritent d'autant plus de confiance que le docteur Taylor, ainsi que quelques autres médecins du pays, les adoptent en général.

Les maladies épidémiques et endémiques se font à peine remarquer à l'exception de la rougeole et de la fièvre scarlatine qui est très rare. J'ai pourtant vu l'hiver dernier beaucoup d'enfants atteints de la coqueluche ; le croup et la grippe se rencontrent de temps en temps, mais à un degré moindre.

On remarque souvent des affections catarrhales et bronchiques, elles ne sont ordinairement pas dangereuses. Les inflammations des poumons se produisent plus rarement, tandis qu'on observe fréquemment de légères pleurésies.

Les fièvres intermittentes se remarquent seulement dans les classes pauvres qui habitent les parties les plus basses de la ville. Cependant les étrangers sont parfois frappés de légers accès de fièvre, lorsqu'ils s'exposent pendant le jour aux rayons brûlants du soleil et ensuite à l'air froid du soir qui leur succède souvent. Ils sont toutefois de courte durée et faciles à faire disparaître.

Les mêmes causes font naître des névral-
gies qui cèdent immédiatement aux remèdes
qu'on leur oppose.

Les rhumatismes sont fréquents, bien que le
docteur Taylor ne veuille pas le reconnaître;
ils se présentent plus rarement sous la forme
aiguë et disparaissent facilement.

Les scrofules et les tubercules se rencontrent rarement. Le docteur Cazenave a
observé ces derniers de temps en temps
chez des personnes mal nourries qui vivaient
dans un mauvais air et dans des habitations
malpropres. Toutefois, les symptômes dispa-
raissaient promptement aussitôt que les malades
n'étaient plus soumis à ces influences funestes.
Lorsqu'ils se rencontraient dans la classe aisée,
on pouvait presque toujours en conclure
qu'ils étaient héréditaires ou qu'un mariage
avec un étranger en avait amené le germe.

Plusieurs habitants affirment que ces maladies ne sont pas si rares, cependant, on ne
peut pas se fier à cette assertion.

Un prêtre catholique disait au docteur Mess
qu'il était rarement appelé auprès de malades
atteints de consomption, tant à la ville qu'à
la campagne.

Les affections qui proviennent de pléthore des intestins sont fréquentes, ainsi que les hémorrhoïdes.

Les maladies des enfants consistent souvent en congestions au cerveau, à l'estomac et aux intestins ; elles prennent rarement le caractère inflammatoire.

Les affections catarrhales, plus nombreuses en automne et au printemps, sont toujours faciles à combattre ; à Pau, presque toutes les affections ont un caractère congestif plutôt qu'inflammatoire et passent plus tôt à l'état asthénique et typhoïde.

Si Pau est visité pendant la mauvaise saison par les étrangers, comme station d'hiver, il sert aussi de séjour de passage pendant l'été à ceux qui se rendent aux bains des Pyrénées dont les sources sont remarquablement sulfureuses. Ils se distinguent des bains d'Allemagne sous maint rapport, par leur situation pittoresque, leurs vertus curatives, aussi bien que par la vie et l'agitation qu'on y trouve ; je me propose à l'occasion de m'étendre plus longuement sur ce sujet.

TABLEAU DE LA TEMPÉRATURE (Therm. Réaumur)

Pau, 1863-64

DATES.	NOVEMBRE. 9h m.	1h s.	7h s.	DATES.	DÉCEMBRE. 9h m.	1h s.	7h s.	DATES.	JANVIER. 9h m.	1h s.	7h s.
1	7	9	7	1	8	12	8	1	5	6	4
2	6	7	6	2	13	10	10	2	4	2	0,50
3	7	9	7	3	12	12	9	3	—2,50	—1	—2
4	9	11	7	4	5	6	5	4	—4	—2	—3
5	6	11	8	5	2	6,50	3	5	—4	—2	—3
6	6	6	5	6	5	8	7,50	6	—4	—1	—1,50
7	6	10	5	7	5,50	7	6	7	0	1	1
8	9	10	7	8	1,50	8	5	8	2	5	3
9	6	7	6	9	3,50	8	4	9	4	8	3,50
10	5	6	5	10	3	8	7	10	4	9	5
11	5	5	5	11	7	9	6	11	6	9	5
12	5	7	5	12	4	9	8	12	4	9	7
13	4	5	4	13	6	8	7	13	6	9	7
14	2	5	4	14	6	6	6	14	6	8	5
15	1	6	4	15	4	4	4	15	2	8	4
16	5	7	4	16	5	7	7	16	2	9	5
17	2,50	7	5	17	5	7	6	17	7	11	7
18	2	8	4	18	4	5	4	18	6	8	6
19	5,50	12	7	19	3	5	4	19	6	9	6
20	6	12	7	20	2	5	5	20	4	10	6
21	10	13	10	21	5	7	6	21	4	10	5
22	12	15	12	22	6	7	8	22	4	8	3,50
23	10	13	11,50	23	3,50	5	3	23	2,50	9	4
24	12	15	11,50	24	2	7	5	24	5	11	6
25	8	14	9	25	5	6	5	25	7	11	6
26	8	14	9	26	3,50	8	5	26	3	11	6
27	7	12	8	27	5	9,50	4	27	4	10	6
28	6	11	8	28	7	10	7	28	7	9	7
29	3	10	8	29	6	8	7	29	6	9	5
30	7	9	8	30	7	10	8	30	2	5	3
				31	7	9	6	31	0	5	1

TEMPÉRATURE MOYENNE

| | 6,27 | 9,50 | 6,90 | | 5,18 | 7,65 | 5,97 | | 3,17 | 6,90 | 3,90 |

TABLEAU DE LA TEMPÉRATURE (Therm. Réaumur)

PAU, 1864

	FÉVRIER.				MARS.				AVRIL.		
DATES.	9ᵇ m.	1ᵇ s.	7ᵇ s.	DATES.	9ᵇ m.	1ᵇ s.	7ᵇ s.	DATES.	9ᵇ m.	1ᵇ s.	7ᵇ s.
1	0	6	2	1	9	13	9	1	7	11	8
2	0	7	2	2	10	13	9	2	10	13	10
3	1	7	5	3	10	15	10	3	10	13	10
4	5	6	3	4	11	14	9	4	10	13	10
5	2	4,50	1,50	5	10	12	9	5	10	14	9,50
6	0	4	—2	6	10	14	10	6	11	13	10
7	—2	3	0	7	10	15	12	7	9,50	12	10
8	—1	2	0	8	11	12,50	11	8	9,50	12	8
9	1	2	0	9	9,50	12	9	9	7,50	11,50	8,50
10	2	7	6	10	7	8	6	10	8	12	10
11	4	6	4	11	5	9	7	11	9,50	12,50	10
12	3	10	8,50	12	8	11	8	12	10	15	12
13	6	13	8	13	8	11	7	13	14	17	14
14	8	13	8	14	6	9	6	14	14	17	10
15	7	14	8	15	6	10	8	15	12	13	11
16	10	13	10	16	9	13	9				
17	8	9	6	17	9	15	11				
18	3	5	2	18	11	16	11				
19	0	2	0	19	11	15	12				
20	0	0	0	20	10	15	12				
21	0	2	2	21	10	14	11				
22	0	6	2	22	12	14	10				
23	2	9,50	5	23	10	13	9,50				
24	7	12	7	24	8,50	12,50	9,50				
25	8	13	7	25	10	9	7				
26	9	13	7	26	9	10	6				
27	9	13	6	27	6,50	6	6				
28	8	13	7,50	28	6	8	6				
29	6	9	5	29	6	7	5				
				30	7	8,50	6				
				31	8	9,50	8				

TEMPÉRATURE MOYENNE.

| | 3,65 | 7,69 | 4,28 | | 8,65 | 11,82 | 8,81 | | | | |

TABLEAU DE LA TEMPÉRATURE (Therm. Réaumur)

Brême 1863-1864

	NOVEMBRE				DÉCEMBRE				JANVIER		
DATES	8^h M.	3^b s.	11^b s.	DATES	8^h M.	3^b s.	11^h s.	DATES	8^b M.	3^b s.	11^b s.
1	5,33	7,11	2,67	1	—3,11	0	—1,35	1	—4,89	—3,11	—4,89
2	3,11	6,67	4,89	2	—0,89	1,78	2,67	2	—6,22	—2,22	—2,22
3	4,89	6,22	4,44	3	2,22	4	1,33	3	—6,22	—6,67	—6,67
4	9,33	10,22	10,22	4	4	4,89	4,89	4	—9,78	—6,22	—7,56
5	6,67	8	6,22	5	4,89	4,89	4,89	5	—8,89	—4,89	—4,44
6	4,41	5,33	1,78	6	5,33	5,78	2,22	6	—4,44	—2,22	—6,67
7	3,11	5,78	2,22	7	3,56	6,67	6,67	7	—4,44	—3,11	—3,56
8	2,22	4,89	2,22	8	6,67	5,78	4,89	8	—6,67	—2,67	—4,44
9	2,22	1,33	0	9	4	4	4,44	9	—3,56	—0,44	—0,89
10	—2,67	3,11	0,89	10	3,11	5,78	5,33	10	—2,67	—2,22	—4,44
11	1,33	2,67	1,33	11	5,33	5,78	4	11	—6,22	—3,11	—7,11
12	—0,44	2,67	0,44	12	4	6,67	6,22	12	—8	—4,44	—8,44
13	—0,44	1,33	0	13	2,67	4,89	4,44	13	—9.33	—4	—7,11
14	3.56	4,44	5,78	14	6,67	7,11	5,78	14	—7,11	—2,67	—6,67
15	4	7,56	4,89	15	6,22	6,67	5,78	15	—6,67	—2,67	—4,44
16	4,89	6,67	4	16	5,78	5,78	4,44	16	—9,78	—6,22	—8,89
17	6,67	8,44	8	17	2,67	3,56	4,44	17	—10,67	—5,78	—8,89
18	8	8	5,78	18	0	—0,44	0	18	—9,33	—2,67	—3,56
19	3,11	8	4	19	4,44	6,67	6,22	19	—0,44	1,33	1,78
20	2,22	6,67	3,11	20	5,78	5,33	4	20	1,78	2,22	2,22
21	0,89	5,78	4	21	4,44	4,44	3,56	21	0	4	3,56
22	6,67	8	5,33	22	2,67	2,22	2,22	22	4,44	5,78	6,22
23	5,33	6,22	6,22	23	0,44	0,44	5,33	23	6,67	6,67	4
24	5,78	7,11	5,33	24	2,22	5,33	4,89	24	2,67	4	5,33
25	8,44	8,89	8	25	5,78	5,33	4,89	25	2,22	5,33	2,22
26	6,22	5,33	4,44	26	3,56	5,78	6,22	26	2,22	2,64	0,44
27	2,67	3,56	0,89	27	5,13	2,67	0	27	—0,44	4,89	4,44
28	0,89	0,89	0,89	28	—0,44	1,33	0,44	28	5,33	5,33	3,11
29	—1,78	—0,44	—1,35	29	0	1,78	1,33	29	—2,22	—0,44	—0,89
30	—3,11	—1,78	—2,22	30	0,44	0,89	—2,22	30	—3,11	0	—1,78
				31	—4,44	—2,67	—4,44	21	—3,11	—0,44	—2,22

TEMPÉRATURE MOYENNE

3,33	5,30	3,34		3	4	3,33		—3,11	—1	—2,30

TABLEAU DE LA TEMPÉRATURE (Therm. Réaumur)

Brême 1863-1864

FÉVRIER

DATES	8ʰ M.	3ʰ s.	11ʰ s.
1			
2	−2,22	−0,89	−1,78
3	−2,22	2,67	2,22
4	2,22	3,11	1,33
5	0	3,11	0
6	0	1,33	0,89
7	0	0,44	−1,35
8	0	1,33	0
9	3,11	0,44	−1,78
10	−2,22	−0,89	−0,89
11	−3,11	−1,78	−0,89
12	−2,22	−0,89	−2,22
13	−2,67	−0,89	1,33
14	2,22	5,78	5,33
15	2,22	6,22	2,67
16	2,22	5,78	6,33
17	6,22	5,78	3,11
18	1,33	2,22	−0,44
19	−2,22	−1,78	−2,67
20	−3,11	−0,89	−2,22
21	−2,22	0	−2,22
22	−5,33	−0,89	−1,78
23	−0,89	1,33	−0,89
24	−3,56	2,67	1,33
25	0	2,67	2,22
26	2,22	4,44	2,22
27	1,33	3,11	2,22
28	2,22	4,89	2,67
29	2,22	4,44	2,67
	2,22	2,67	1,33

MARS

DATES	8ʰ M.	3ʰ s.	11ʰ s.
1	1,33	1,33	1,78
2	1,33	6,22	6,22
3	0	7,11	3,56
4	2,22	4,44	2,67
5	2,87	4	1,78
6	1,38	4,89	5,33
7	6,67	9,78	6,67
8	5,78	9,33	6,22
9	2,22	6,22	4,89
10	2,22	3,56	2,22
11	4,89	8	5,33
12	3,56	4	2,22
13	3,56	6,67	4,89
14	6,22	7,56	6,67
15	6,67	4,44	2,22
16	1,83	4,44	0,89
17	−0,44	5,33	0,89
18	−0,44	6,67	1,33
19	−0,89	6,22	−0,89
20	1,33	7,11	0,88
21	2,67	6,67	2,67
22	1,33	8,89	2,22
23	0	5,78	2,22
24	1,33	6,67	5,33
25	3,56	9,78	4,44
26	5,78	11,11	4,44
27	5,33	6,22	2,22
28	0,89	4	2,67
29	3,56	8,89	2,67
30	3,56	7,56	3,56
31	3,11	7,11	4,44

AVRIL

DATES	8ʰ M.	3ʰ s.	11ʰ s.
1	5,78	5,33	2,67
2	3,56	6,22	2,22
3	4	8	4,44
4	4,44	6,22	4,44
5	3,11	4,44	−0,89
6	−0,44	4,44	0
7	1,33	3,56	−1,35
8	−0,44	4,89	0
9	2,22	2,67	4,44
10	4,89	6,67	5,78
11	6,22	10,22	6,67
12	6,67	9,78	3,11
13	5,78	7,11	2,67
14	4,44	8,89	2,67
15	3,56	8	2,67

TEMPÉRATURE MOYENNE

Mois	8ʰ M.	3ʰ s.	11ʰ s.
Février	6,22	1,89	0,66
Mars	2,68	6,44	3,22

TEMPÉRATURE MOYENNE

DE PAU ET D'HYÈRES

(Observations faites à 1 heure de l'après-midi)

Thermomètre Réaumur

1861	PAU	HYÈRES
Novembre	10	12,80
Décembre	8	10,16
1862		
Janvier	7,30	9,58
Février	8,60	10,30
Mars	12	13,10
Avril	13	16
Novembre	7,50	10,50
Décembre	7,30	8
1863		
Janvier	7,50	8
Février	9	8,50
Mars	9,25	10
Avril	12	13

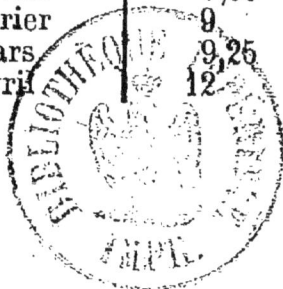

47

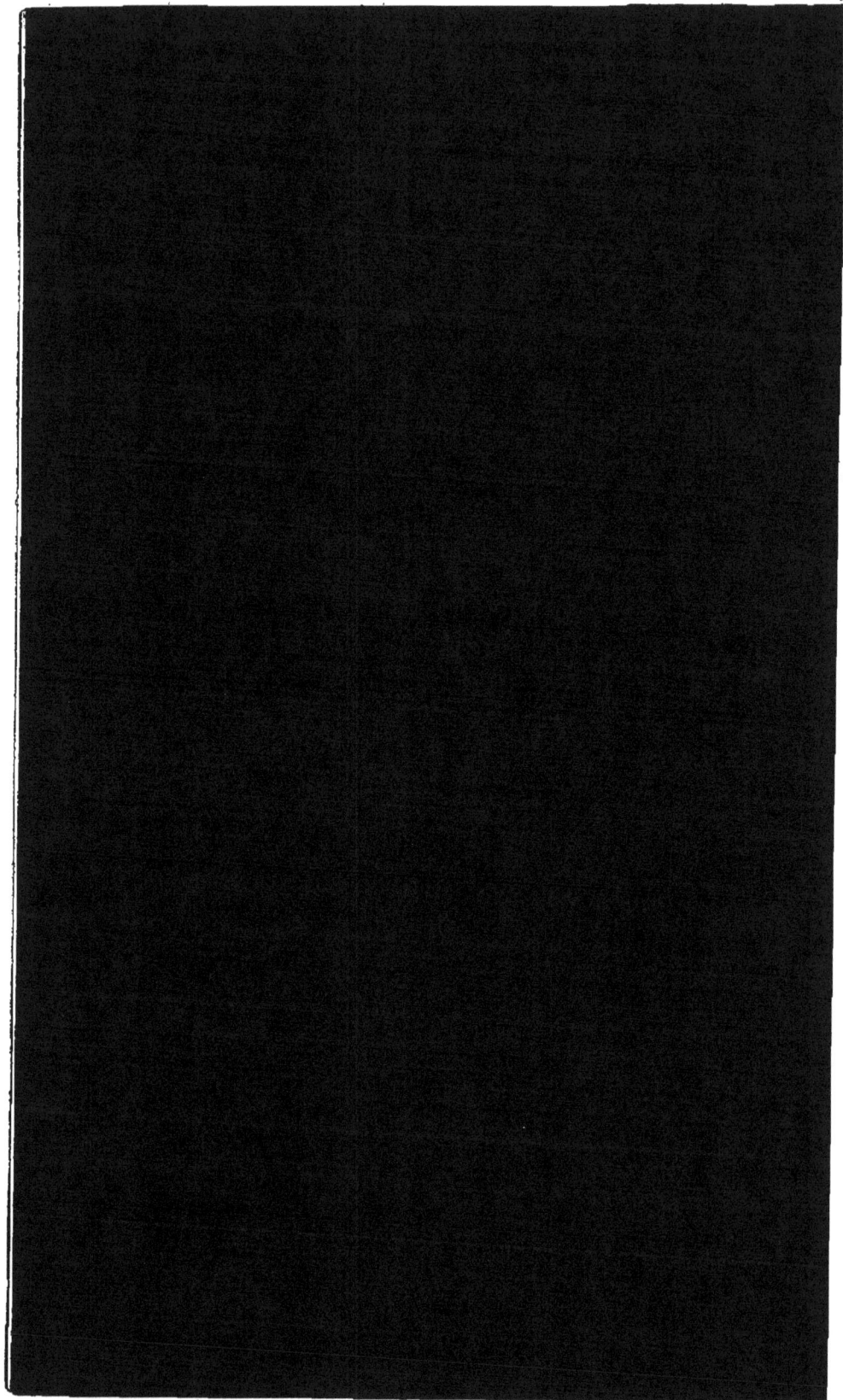

www.ingramcontent.com/pod-product-compliance
Lightning Source LLC
Chambersburg PA
CBHW071251200326
41521CB00009B/1720